治愈系

「10秒钟驱痛姿势，疼痛跑光光！」

10秒の「痛みとりポーズ」でひざ痛
腰痛はみるみる消せる！

[日] 户田佳孝 —— 著
张垚　赵玺翔 译

U0242098

中国纺织出版社　国家一级出版社
全国百佳图书出版单位

本书中文简体版经 PHP Institute, Inc. 授权, 由中国纺织出版社独家出版
发行。本书内容未经出版者书面许可, 不得以任何方式或任何手
段复制、转载或刊登。

著作权合同登记号:图字:01 – 2018 – 2607

图书在版编目（CIP）数据

10 秒钟驱痛姿势, 疼痛跑光光! / (日) 户田佳孝著;
张垚, 赵玺翔译. ––北京 : 中国纺织出版社, 2019.3

ISBN 978 – 7 – 5180 – 5444 – 2

Ⅰ. ①1⋯ Ⅱ. ①户⋯ ②张⋯ ③赵⋯ Ⅲ. ①关节疾
病—疼痛—防治 Ⅳ. ①R684

中国版本图书馆 CIP 数据核字 (2018) 第 226093 号

责任编辑:闫 婷   责任校对:楼旭红
责任印制:王艳丽   责任设计:品欣排版

中国纺织出版社出版发行

地址:北京市朝阳区百子湾东里 A407 号楼   邮政编码:100124

销售电话:010—67004422   传真:010—87155801

http://www.c-textilep.com

E-mail:faxing@c-textilep.com

中国纺织出版社天猫旗舰店

官方微博 http://weibo.com/2119887771

北京华联印刷有限公司印刷   各地新华书店经销

2019 年 3 月第 1 版第 1 次印刷

开本:880×1230   1/32   印张:4

字数:36 千字   定价:39.80 元

凡购本书, 如有缺页、倒页、脱页, 由本社图书营销中心调换

作者简介

户田佳孝 1960 年出生于大阪，1986 年于关西医科大学毕业，1991 年于英国皇家整形外科医院留学，1992 年于关西医科大学研究生院整形外科学毕业，取得医学博士学位。1997 年作为招聘研究员前往美国塔夫茨大学留学，研究肥胖与膝关节炎之间的关系。1998 年，贵晶会户田风湿科医院在大阪府吹田市开院，开业后也一直在研究不施以手术来治疗膝关节炎的方法（保守治疗）。2004 年，因为足底板研究成为历史上唯一一个获得日本整形外科学会奖励的个体行医者。著有《九成膝盖疼痛可以自我治疗》（KADOKAWA）《广播体操不适合 65 岁以上患者》（太田出版）等著作。

序 言

进行有益健康又简单易懂的研究是我生存的意义。

我是一名整形外科的个体行医者，自 19 年前创立自己的私人诊所以来，一直致力于保守疗法（即不进行手术的治疗方法）研究，多次在学会、研究杂志（包括英文杂志）上发表自己的研究成果。

相比于我，许多医生在从事着更为深入的研究。但我认为，能向世人用通俗易懂的语言解释研究成果的医生并不多。

2012 年以来，我将自己的研究成果总结整理，共出版了 4 本原创书籍。

本书总结了我多年来研究出的"针对膝痛、腰痛而设计的简单、易坚持的运动"，标题使用的"10 秒"并不是随意写的，而是在 PART2 部分介绍的各个姿势所需时间为每个动作 10 秒。

我曾有幸 31 次（2012.12 ~ 2017.04）出演明石家秋刀鱼先生主持的节目《真的假的！？ TV》（富士电视台系列），出演的契机也是缘于我所著的书。《真的假的！？ TV》虽然是综艺节目，但要求参与者必须提交论文，作为发言内容的理论依据。

　　我认为出版一部书籍，不仅需要自己的体验和创意，还必须注明研究的根据，然后在此基础上撰写文章。因此，本书也尽可能地指出构成依据的论文。这也是这本书的一大特点。

　　本书简单易懂地向大家解释了研究所得的知识，希望这些知识有益于大家保持身体健康，这也是撰写本书的目的。进行有益健康而又简单易懂的研究是我生存的意义。诸位如能够坚持读完这本书，将是我的荣幸。

户田佳孝

目　录

PART 1　为什么会产生疼痛

PART 2　实践！驱痛姿势

PART 3　日常生活中可行的自我保健与预防措施

PART 1

为什么会产生疼痛

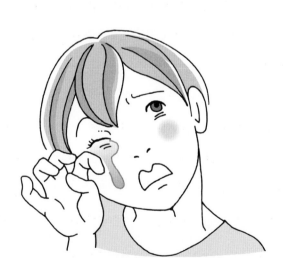

先来了解膝盖的构造

● 采取正确的倾向和对策，提升生活品质

受疼痛困扰的生活和无痛生活相比，一定是无痛生活更加美好。比如说，膝盖和腰部的疼痛会影响走路。走路困难，就会给生活带来各种各样的不便。但是，绝对不要放弃，不论你现在年纪多大，都要为了消除疼痛而努力。让我们一起努力提高生活质量吧！

虽然"倾向和对策"听起来有些像应试学习，但查清楚出现疼痛的原因和发展趋势，并对此采取有效的应对措施是十分重要的。因此，本书会出现一些较难的词汇，希望您能够在一定程度上了解人体构造。这样一来，在思考为什么会产生这样的疼痛、对此我们应该如何应对的问题时，如果您对人体构造有所了解，一定能够快速得到答案。

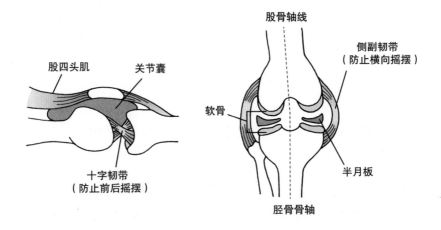

正常的膝盖结构

股骨轴线

侧副韧带
（防止横向摇摆）

股四头肌　　关节囊

软骨

十字韧带
（防止前后摇摆）

半月板

胫骨骨轴

　　首先，在本章节中，我们先来介绍"膝关节"的构造。

　　膝关节是连接大腿"股骨"与小腿"胫骨"的部分。骨骼与骨骼如果直接碰撞，就会"咯吱咯吱"的响，因此，为了避免这样的事发生，骨骼的关节面生有"软骨"，软骨与软骨之间生有"半月板"。半月板也是软骨的一种，具有灵活调节关节活动与关节连结的"缓冲"作用。

膝盖疼痛是由半月板撕裂导致的

● 每4个日本人中就有1人饱受膝痛困扰

"膝关节炎"是引发膝盖疼痛最常见的原因。

随着年龄的增加，膝关节软骨不断磨损，软骨与软骨之间的半月板便可能被撕裂。受此影响，常见的症状为膝部疼痛、积液、骨质增生。

据国内相关流行病学统计显示，膝骨关节炎总体发病率为7.7% ~ 30.5%，30岁以上人群发病率为6%，且女性比例高于男性。我国40岁人群发病率为10% ~ 17%，60岁以上人群患病率达50%，该病致残率可达53%。

再回到之前的话题，随着年龄的增长，软骨会不断磨损。半月板原本完美镶嵌在软骨与软骨之间，但软骨磨损后，形状就无法与半月板相合了。由于体重作用于膝盖，形状不和

随着年龄增加半月板自然撕裂

青年时期　　　　　中年时期　　　　　老年时期

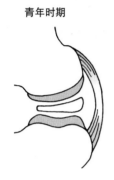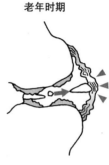

软骨变薄，半月板承载的体重增加，半月板破碎

破碎的半月板增加，压迫侧副韧带

的软骨从上部被挤压，就会损伤半月板，随着年龄增加，半月板就自然而然地撕裂了。

由于体重的原因，撕裂的半月板碎片被挤压至关节外侧。这些被挤压到外侧的半月板碎片对布满神经和血管的侧副韧带、关节囊等产生压迫，进而引发炎症。由炎症产生的疼痛就是"膝盖疼痛"的起因。

另外补充一句，关节囊是装有顺滑的关节滑液的囊，它紧密地包裹着关节，起到减轻摩擦的作用。

相较于膝盖外侧，体重更多作用于内侧。

由于承受了更多体重，膝盖内侧负担增大，因此靠近膝盖内侧的部位更容易被撕裂。"膝关节炎"患者膝盖内侧疼痛的概率较高，也是因为内侧的半月板更易被撕裂，其碎片刺激了内侧的神经。

在这里，我再稍稍讲一下"O型腿"的问题。一个人是否为O型腿，是通过测量膝盖角度判断的，而这个角度，是从膝盖外侧进行测量的。即右腿测量右膝右外侧、左腿测量左膝左外侧膝关节部分的角度。

有数据显示，日本人膝盖角度的平均值为176°。因为直线是180°，小4°意味着日本人稍稍有些X型腿。随着年龄变化膝盖产生变形，这一角度会逐渐变大。膝盖外侧角度变大，膝盖内侧的角度自然就变小了。也就是说，随着年龄增长人们渐渐向O型腿过渡了。

如果发展成O型腿，膝盖的内侧将会承受更多的体重。这样一来，膝盖内侧疼痛会进一步加重，形成恶性循环。

膝关节炎进一步发展，关节骨骼与骨骼之间的缝隙变窄，就会长出刺状的骨骼（骨质增生）。骨骼与骨骼之间的缝隙进一步缩小，骨骼表面渐渐变得凹凸不平，胫骨关节面随之

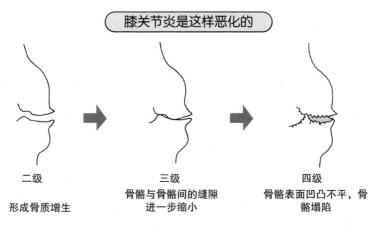

膝关节炎是这样恶化的

二级

形成骨质增生

三级

骨骼与骨骼间的缝隙
进一步缩小

四级

骨骼表面凹凸不平，骨
骼塌陷

※ 引自 Kellgren–Lawrence 分级标准对二级、三级、四级的界定

塌陷。这也成为疼痛加重的一大原因。

除此以外，还有几个加剧膝关节炎疼痛的要素。

内侧副韧带上有状如鹅脚的肌肉，名为"鹅足"。与内侧副韧带相同，鹅足有时也会压迫撕裂的半月板引发炎症。最终，弯曲膝盖变得十分痛苦。

如果大腿前侧的股四头肌衰减，会使膝盖伸直的力量减弱，走路时膝盖就会弯曲。放任膝盖以弯曲状态走路，会进一步磨损膝盖软骨，半月板更易破碎，进而引发膝盖疼痛。

大腿内侧生有内收肌，外侧生有外展肌。内收肌和外展肌分别控制髋关节向内侧或外侧伸展。大腿内侧和外侧的肌肉一旦衰减，走路时身体会横向摇摆，上下楼梯膝盖承受的负担会加重。

另外，连结股骨和脊柱的是髂腰肌，它由髂肌和腰大肌组成。髂腰肌是负责使髋关节弯曲的肌肉，也是走路时使身体向前移动的肌肉。髂腰肌衰减，会使腿部移动变得艰难，进而增加膝盖负担。顺便说一下，牛排中的菲力就是牛的髂腰肌。正因为菲力是常用肌肉，故而是脂肪较少的瘦肉。

髂腰肌的大小有人种差异，非洲人的髂腰肌约是亚洲人的3倍，因此比起亚洲人，非洲人跑步速度较快，姿势更科学，引发腰痛的情况也比较少。

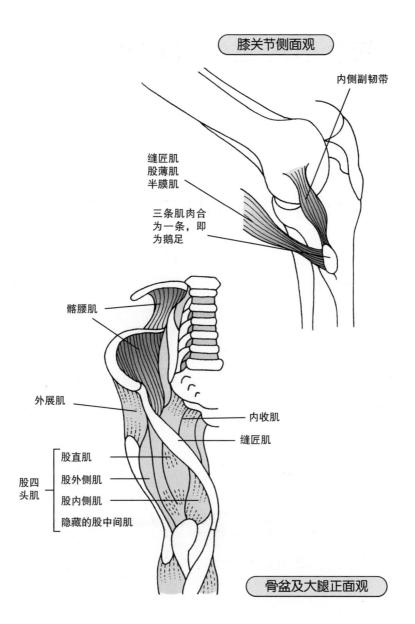

膝关节侧面观

内侧副韧带

缝匠肌
股薄肌
半膜肌

三条肌肉合
为一条，即
为鹅足

髂腰肌

外展肌

内收肌

缝匠肌

股四
头肌

股直肌

股外侧肌

股内侧肌

隐藏的股中间肌

骨盆及大腿正面观

为什么膝盖内会积水

● 与有异物进入眼睛时流泪原理相同

经常听到有人说："膝盖内有积水"，但是为什么会出现这样的症状呢？

刚刚我讲到了"半月板撕裂"，其实不只是半月板，关节面软骨也可能破碎，进而产生碎片。削薄的软骨碎片混入膝关节中刺激关节囊，就会引发炎症。于是，为了消炎，滑膜就会分泌出大量关节液。关节液积攒过多，就会呈现出所谓的"积水状态"。

眼里有异物进入时，为了使异物流出眼外，眼睛就会分泌出许多眼泪。我们可以将这两种反应想像成类似的反应。

有种说法："抽取关节积液会上瘾"，但那也只是一种误传而已。如果膝关节内真的有积水，千万不要放任不理，还是要去医院接受治疗。

　　具体操作就是用注射器将关节内的积水，包括软骨碎片全部吸出，再注入缓解炎症的药物，治疗就结束了。

膝盖积水和眼睛因为异物刺激流泪是同种反应

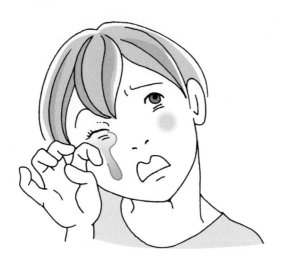

引发膝盖疼痛的原因还有许多

● 病症严重前请到医疗机构就医

除膝关节炎外，还有其他病症和障碍会引发膝盖疼痛。下面我将介绍几个常见的病症。

① 类风湿关节炎

关节的表面覆盖着一层名为"滑膜"的薄膜。滑膜发炎即为类风湿关节炎。有些人膝盖疼痛即是由类风湿关节炎引发的。

类风湿关节炎表现出的主要症状有：早起时手指僵硬、关节疼痛肿胀等。除此之外还可能伴有食欲不振、体重减轻、发热、全身疲倦等症状。

关节炎初期阶段的症状多发于手腕与掌指关节，且多发于指掌关节、第二指关节，第一指关节发炎的情况较少。

② 痛风

痛风首次发作，一般多发生于足部拇趾根部。但是，有些痛风患者症状始现于膝盖。

这一病症因受风而产生痛感得名"痛风"，也正如名称所述，病人一动不动都可能产生极强的痛感，这也是"痛风"的一大特征。人们常说这种痛感"比骨折还要痛"。此外，有些患者的关节处还会出现红肿。

③ 假性痛风

假性痛风的特征为多发生于安静时。虽然假性痛风多发于膝关节处，但并不仅限于膝盖，有些患者的脚腕、肩膀等关节会同时发生疼痛。

假性痛风是 60 岁以上老人的常见疾病，有时与膝关节炎并发。

④ 化脓性关节炎

化脓性关节炎是指因为某些原因，细菌进入体内，感染膝盖关节囊并形成化脓的病症。其表现为膝盖发热，一般一阵阵地发痛、全身发热。有时患处还会出现红肿，轻轻触碰患处即疼痛不已。

化脓性关节炎还有可能是由注射引起的。

⑤ 股骨头缺血性坏死

股骨头缺血性坏死是指股骨头血供遭到阻断，引起股骨头组织坏死的病症。股骨头组织坏死，可能会造成膝部骨骼塌陷，进而引起关节表面变形。这样一来，关节面就无法正常咬合了，最终发展为膝关节炎。

患此病更易深夜疼痛。其基本症状为疼痛，或表现为放射性疼痛，或为持续痛，温暖的时候痛感反而更强。

⑥ 肌肉或韧带损伤

膝盖疼痛也可能是由运动或外伤引起。肌肉或韧带损伤有几种类型，如连接股骨和胫骨的前十字韧带损伤、支撑膝盖内侧的韧带伸展造成的内侧副韧带损伤等。不论哪种情况，都有必要到医疗机构接受检查和治疗。

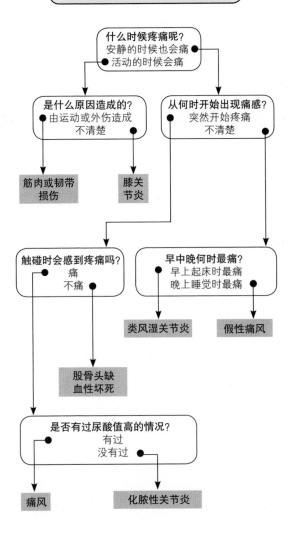

根据疼痛情况大致判断原因

什么时候疼痛呢?
安静的时候也会痛
活动的时候会痛

是什么原因造成的?
由运动或外伤造成
不清楚

从何时开始出现痛感?
突然开始疼痛
不清楚

筋肉或韧带损伤

膝关节炎

触碰时会感到疼痛吗?
痛
不痛

早中晚何时最痛?
早上起床时最痛
晚上睡觉时最痛

类风湿关节炎

假性痛风

股骨头缺血性坏死

是否有过尿酸值高的情况?
有过
没有过

痛风

化脓性关节炎

一起来了解腰部构造

● 腰部支撑了上半身，也是直通足部所有神经的通道

为了能够进行针对腰痛的有效锻炼，希望您能够了解一下腰椎（脊柱的腰部部分）的构造。请对照下页的图片继续阅读。

腰椎是由叫作"椎体"的圆柱状骨骼和叫作"椎间盘"的软骨相互层叠堆积构成的。

上下两个突起相互咬合是椎体间相互连结的形式，我们将相连的部分叫作"椎间关节"。

前方作"支柱"的部分，支撑了上半身的体重，也就是承受了巨大压力的部位。中间为筒状空间，直通足部的神经从这里通过。

连接着一个个椎体的椎间关节，从左右伸出分叉的神经

根，不同神经根支配着不同的部位。后方生有名为"棘突"
的突起，棘突之后是背肌（竖脊肌）。

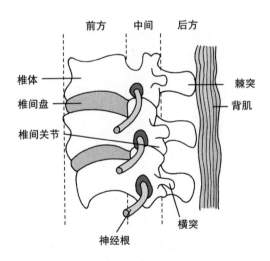

腰椎侧面观

腰椎呈现出椎体与椎间盘相互层叠堆积的形态

前方　中间　后方

椎体 —————

椎间盘 —————

椎间关节 —————

———— 棘突

———— 背肌

———— 横突

神经根

我们再从背部观察一下腰部。竖脊肌连接了颈后至骨盆的部分。竖脊肌是支撑人类身体的肌肉。竖脊肌酸痛也会引起腰痛或背痛。

腰部左右两侧生有臀大肌。臀大肌是负责伸展髋关节的肌肉。

脊柱与骨盆后面观

竖脊肌连接了颈后至骨盆部分

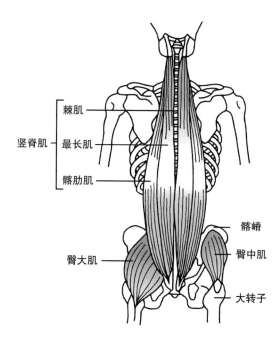

棘肌

最长肌

竖脊肌

髂肋肌

髂嵴

臀大肌

臀中肌

大转子

病因明确的腰痛

● 骨骼或神经异常所引发的特异性腰痛

前一章节中我们介绍了因腰部骨骼或神经异常所引起的腰痛，由于"腰部异常的部位是特定的"，我们将它称为特异性腰痛。接下来我将列举几种特异性腰痛。

① 腰椎间盘突出症

如 27 页图片所示，椎间盘—椎体之间的软骨，是填充腰椎的组成部分。椎间盘由"纤维环"和"髓核"构成，"纤维环"状如切成圆片并挖去了中间部分的洋葱，填充中间被挖去部分的即是"髓核"。纤维环富含骨胶原，健康状态下能像橡胶一般灵活伸缩。髓核是富含黏稠液体的胶状组织。

人们在 20 岁左右的时候是纤维环状态最好的时期，20 岁以后由于水分慢慢减少，弹性逐渐流失。纤维环水分减少，

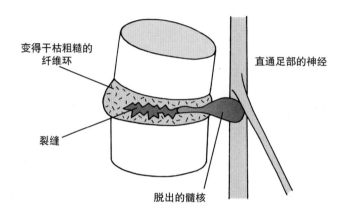

腰椎间盘突出症发病原理

变得干枯粗糙的
纤维环

直通足部的神经

裂缝

脱出的髓核

就可能出现纤维环破裂、髓核外脱的情况。脱出的髓核刺激到通过椎间盘后方的神经而产生的病症，就是腰椎间盘突出症。

腰椎间盘突出症发作时表现为：腰部疼痛的同时，大腿内侧至小腿肚部分像电流经过一般又麻又痛。

腰椎间盘突出症的主流治疗方法是保守疗法，即佩戴护腰保护患处，等待其自然治愈。不严重的腰椎间盘突出症基本可以在 3 个月内痊愈。但是，如果出现腿部肌肉减少、排便排尿困难症状则必须要进行手术治疗。

② 腰椎管狭窄症

腰椎的中部有一个供神经（脊髓）通过的筒状空间，我们称之为椎管（请参看下页参照图）。由椎管异常引起的腰痛，即为腰椎管狭窄症。

在人们年龄增加的过程中，椎间盘的水分逐渐减少。水分减少，自然会导致椎间盘的厚度慢慢变薄，腰椎的长度也会随之整体性地缩短。

一旦如此，贯穿椎间盘后部的神经就会弯曲，呈现出曲折的形态。不仅是神经，为神经运输营养的血管也会变得蜿蜒曲折。

血管蜿蜒曲折，造成血液循环不畅，营养也无法顺利遍及神经。营养缓慢减少，人们长时间走路时腰部就会疲劳乏力，不得不弯腰休息。因为稍作休息待身体恢复后便可以继续行动，大家也将这一病症称作"间歇性跛行"。

有时，患此病的患者足底还会出现仿佛行在沙土上一般的麻木感。我们称之为"腰椎管狭窄症"。

除此以外，腰椎前后错位（即"退行性脊椎滑脱"）也可能引发腰椎管狭窄症。

腰椎管狭窄症病因

随着年龄增长，椎间盘变薄，神经及血管蜿蜒曲折，造成血液循环和营养输送不充分

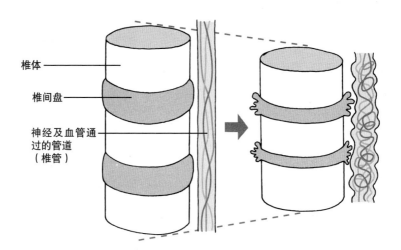

椎体

椎间盘

神经及血管通过的管道（椎管）

另外，名为"前纵韧带""后纵韧带"的韧带可起到保护腰椎的作用，"前纵韧带"及"后纵韧带"随着年龄的增加会变"厚"，最终压迫神经，这也可能引发"腰椎管狭窄症"。原本起到保护神经作用的韧带变得过厚，或许与近年来平均寿命的大幅度延长有关。

③ 骨质疏松引发的压缩性骨折

骨质疏松可能会导致腰椎椎体压缩性骨折。这也是造成腰部剧痛的原因。

骨质疏松，是指骨密度低、骨骼内部稀疏的状态。

骨质疏松的致病原因，与名为"雌激素"的一种女性荷尔蒙较低有关。因此，日本的骨质疏松患者中，闭经后的女性占到大半。特别是 60 岁以上的女性较多，年龄越大，发病的概率越高。

患上骨质疏松后，即便遇到坐倒、从床上掉下、撞到墙壁、打喷嚏、提拿重物、扭转身体等轻微的刺激，椎体也可能发生压缩性骨折。被诊断为骨质疏松的患者，日常生活中尽量不要做困难的活动，小心谨慎为佳。

压缩性骨折只能静养等待骨骼愈合。特别是高龄患者，必须特别警惕他们在长期静养的过程中出现认知能力下降等情况。

④ 内脏引起的腰痛

　　腰痛的原因，不仅仅局限于腰部问题。与腰部无关的部位患病，有时也会引起腰痛。

　　如果感到异常，建议您到医疗结构接受详细的诊查和治疗。

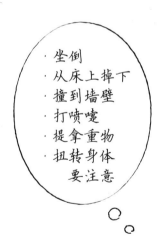

闭经后雌激素减少，易患上骨质疏松

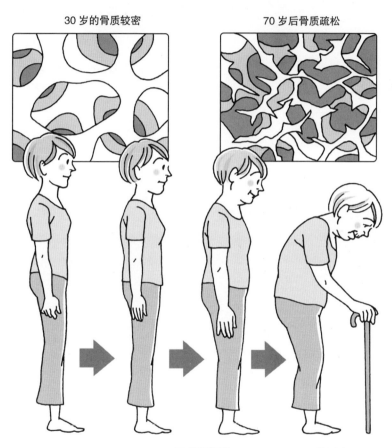

30 岁的骨质较密

70 岁后骨质疏松

55 岁闭经后

骨质疏松引发脊椎压缩性骨折

75 岁以上

脊椎后弯变形

· 主动脉夹层动脉瘤

大动脉血管内膜破裂，血液会流入血管壁中膜，引发内膜与中膜剥离，这时缝隙间血液积聚，血管像肿瘤一般肿胀起来，这就是主动脉夹层动脉瘤。发病时背部与腰部会出现剧痛。

· 肾结石·尿道结石

钙与草酸这两种物质在某种条件下发生反应，会在肾脏中形成结石，这就是结石病。由于结石会妨碍肾脏工作、阻塞尿道，因此下腹、侧腹、腰部等部位会出现剧痛。

· 胃溃疡·十二指肠溃疡

胃溃疡和十二指肠溃疡是在胃酸作用下于胃和十二指肠处发生溃疡的疾病。主要症状为腹痛，但也有可能在腰部引发疼痛。

· 伴随月经产生的腰痛、下肢疼痛

一般情况，生理痛多为下腹疼痛或全腹痛。有时还会出现腰痛、头痛、头晕、恶心等症状。

· **子宫内膜异位**

　　骨盆内多发的子宫内膜异位也可能引发腰痛。

大多数的腰痛都是
病因不明的非特异性腰痛

● 打破腰痛的恶性循环十分重要

据说，约有 80% 的日本人经历过腰痛的折磨。可是，大家知道吗？事实上这其中 85% 的腰痛都是病因不明的。经医生检查并无坐骨神经痛（请参照第 66 页）等病症，根据影像学检查（X 光片、核磁共振成像检查等）也无法明确引发腰痛的病因，我们称这样的腰痛为"非特异性腰痛"。所谓的"非特异性"，即为没有特别的异常。

在医学如此发达的现代，为何无法明确腰痛的原因呢？在这里我将列举以下几点原因。

首先，人们认为普通的腰痛是"危险程度较低"的。也就是说，危险程度较高的腰痛十分少见，即很少会有腰痛威胁性命或者是给身体留下无法愈合的伤害。

现在也有调查数据显示：80% 的非特异性腰痛患者即使

不接受任何治疗，也能够在 6 周以内痊愈。

病症并不严重，不加治疗也能自然痊愈。故而许多人认为，忙碌的医生花费时间对这样的病症进行研究是无意义的，这也是一大现实。

即使患者去医院检查，也最多就是拍个 X 光片或做核磁共振检查，被告知"骨骼没有异常"，然后再拿几副湿敷的外用药。

但是，有些腰痛是会陷入恶性循环的。

① 腰部肌肉僵硬，感到腰痛。
② 疼痛这一信息传达到大脑。
③ 疼痛这一信息在中途传达到脊髓。
④ 脊髓交感神经受到刺激。
⑤ 血管收缩，肌肉僵硬。

如果不接受任何治疗放任其发展（虽说多数情况腰痛会在 6 周内痊愈），步骤① ~ ⑤可能会反复出现，腰痛就可能会转为慢性病。

我认为，"非特异性腰痛"大多是由驼背久坐的生活习惯引起的。请看下页图片。从侧面观察人类的身体可以发现，脊椎呈现平缓的 S 形曲线。人类在进化的过程中，逐渐转变为用两条腿直立行走，因此，脊椎承担了支撑头部和上半身重量的功能。但是，仅仅依靠脊椎来支撑头部和上半身，负担又过于沉重，因此为了将这一重量向前后分散，脊椎逐渐进化并呈现出平缓的 S 形曲线。

　　只要脊椎能够维持漂亮的 S 形曲线，就不会产生腰痛，但如果使用驼背的姿势久坐，头部和上半身的重量就会作用于腰部，导致腰部肌肉僵硬进而引发腰痛。这种腰痛，既不会出现坐骨神经痛的症状，拍摄 X 光片也不会发现异常，于是我们把这种腰痛划分为非特异性腰痛。实践 PART2 中介绍的方法，可保持骨盆周围肌肉柔软，起到预防效果。

脊椎的S形曲线

为将头部与上半身的重量向前后分散，脊椎呈现出平缓
的 S 形曲线

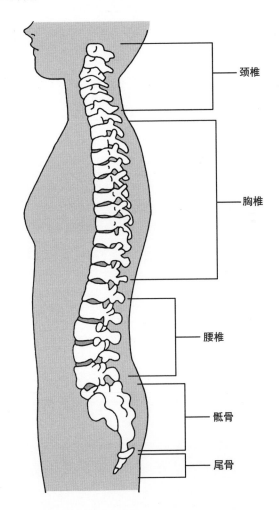

颈椎

胸椎

腰椎

骶骨

尾骨

慢性腰痛的病因在"脑"吗

● 畏惧疼痛的情感会给大脑带来损伤

近年来，人们逐渐聚焦"疼痛"与"脑"的关系。

例如，有欧洲的腰痛专家表示："病因不明，且慢性腰痛持续 3 个月以上的患者，其脑部同时出现了异常情况。"

此外，也有人认为，不仅是腰痛，因为"疲劳""疼痛"等感觉可以被"脑部感知"，因此"可以通过改变思维模式来进行治疗"。

这并不仅仅是部分医生的意见。现在已经可以通过图像来观测脑部的活动，相信疼痛与脑的关系也将会逐渐被揭开。

查看长期腰痛病人的脑内活动图像，脑内"与疼痛相关的部位"不出意料地出现了变化。与此同时，就连"与情感相关的部位"也出现了变化。

病人长期患有腰痛，其畏惧疼痛的情感也会逐渐变强。

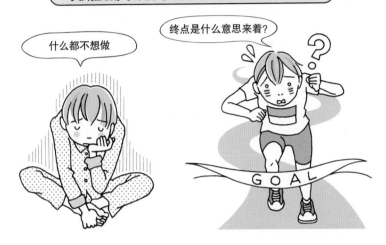

科学已经证实，畏惧疼痛的情感一旦增强，痛感会比实际来得更强烈。

常言道"疾病源于心理"，但这并不仅仅是一句俗语。有调查指出：腰痛患者受制于腰痛，生活中长期维持着不自然的姿势，在这一过程中，这种压力可能一直在给脑部带来伤害。这种现象与自律神经失调有关，血管无法顺利地输送血液，最终导致长期腰痛。慢性腰痛的病理也慢慢明晰起来。

通过"可行的运动"治疗脑和身体

● 塑造"即便运动也不会感到疼痛"的新记忆

有许多人认为，在腰痛或其他身体部位疼痛的状况下是"无法运动的"。实际上，也确实不应该勉强自己去做可能加深疼痛的运动。

但是，即便身体某部位出现疼痛，也一定会有"可行的运动"。例如腰痛时也可以做高抬大腿的"踏步运动"。如果大家在做这一运动时并不感到痛苦，那么我希望大家能够在力所能及的范围内进行尝试。

不仅限于踏步运动，更重要的是，我们要寻找自己"可行的运动"，并且一点一点地去实践。运动时，脑内会分泌出具有镇痛作用的物质——内啡肽和多巴胺，这些物质会在体内循环。总而言之，就是自己的脑内分泌出了"天然的镇痛药"，没有人会放弃利用这些物质，而且，这些物质还没有副作用。

当疼痛难以忍受的时候，大家也会依赖止痛药吧？当疼痛反复，剧痛的记忆卷土重来，大家也会畏惧活动身体吧？

即便如此，我还是希望大家能够通过不断进行"可行的运动"，在大脑中塑造"即便运动也不会感到疼痛"的"新记忆"。这种记忆将会治愈我们的大脑。

治愈大脑的同时，希望大家能够进行适度的运动，通过内啡肽和多巴胺来治疗身体。

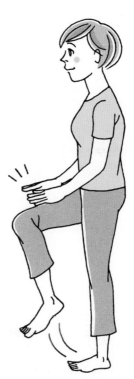

- 在膝关节内部，有上下的软骨和半月板起到缓冲作用。
- 半月板撕裂，其碎片压迫周围的神经等部位，是导致膝盖疼痛的主要原因。
- 膝盖积水是一种消炎反应。
- 例如类风湿关节炎、痛风等，造成膝盖疼痛的原因种类繁多。
- 支撑上半身重量的腰椎是由椎体和椎间盘相互层叠堆积构成的。
- 病因明确的腰痛包括腰椎间盘突出症、腰椎管狭窄症、压缩性骨折等。
- 大多数腰痛都是骨骼、神经无异常的非特异性腰痛。
- 疼痛会给脑部带来伤害，脑部能够再次产生疼痛的感觉。
- 通过适度进行"可行的运动"来重塑"即使运动也不会感到疼痛"的记忆。

PART 2

实践！驱痛姿势

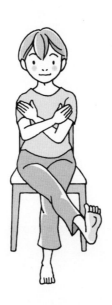

一起锻炼大腿前侧吧

● 锻炼肌肉力量任何时候都不晚

磨损的软骨、撕裂的半月板都无法通过现代医疗技术复原如初。虽然也有通过湿敷、穿戴护具等方法来减轻疼痛的，但这些并不能从根本上解决问题。

要想改善膝关节疼痛，接下来我将给大家列举三个要点。①锻炼支撑膝盖的肌肉；②减轻体重，以减少膝盖负担；③掌握并养成一些日常生活中可以保护膝盖的动作和习惯。

希望大家能够在日常生活中多多实践以上几个要点，相信这些多多少少能够帮助大家改善膝盖状态。

老年人患上膝关节炎，有可能出现身体无法活动的状况，这将导致肌肉力量逐渐变弱，同时老年人还会逐渐发胖，给膝盖带来多余的负担。过度的运动自然是被禁止的，但略有负担而效果显著的运动则是必不可少的。

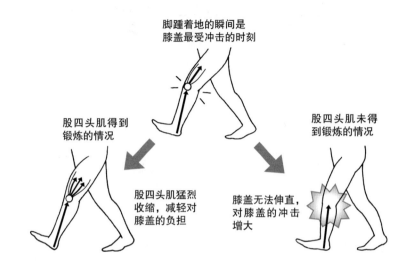

脚踵着地的瞬间是
膝盖最受冲击的时刻

股四头肌得到
锻炼的情况

股四头肌未得
到锻炼的情况

股四头肌猛烈
收缩，减轻对
膝盖的负担

膝盖无法伸直，
对膝盖的冲击
增大

　　支撑膝盖的肌肉有很多种，但首先我想强调一下锻炼"大腿前侧"的重要性。大腿前侧有一种名为"股四头肌"的大型肌肉，它能使膝盖伸展，使脚向前摆动。

　　膝盖最受冲击的时刻，是走路时脚踵着地的瞬间。多多锻炼股四头肌，在脚踵触地的瞬间股四头肌就能猛烈收缩，使膝盖绷直伸展，这样一来，不仅膝盖部分，下至脚跟的整条腿都能够吸收这一冲击。

锻炼髋关节防止身体左右摇摆

● 增强大腿周围肌肉力量，减轻膝盖疼痛

减轻膝盖负担是为改善膝盖疼痛而进行肌肉训练的主要课题。为进行有效训练，我想先请大家了解一下肌肉与骨骼的关系。

在上一节中我们已经介绍过了锻炼大腿前侧"股四头肌"的理由。此外，还有一些肌肉需要我们认真锻炼。例如：负责髋关节内收的大腿内侧肌肉"内收肌"和负责髋关节外展的大腿外侧肌肉"外展肌"。

内收肌退化，膝盖的盖骨——"髌骨"向内侧上方牵引的能力就会变弱。这一能力变弱，髌骨与股骨间的咬合情况就会变差，最终会导致髌骨与股骨间的软骨磨损。软骨磨损，自然会导致膝盖疼痛。为防止上述现象出现，我们就要锻炼内收肌。

膝痛时也来锻炼一下髋关节肌肉吧

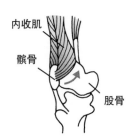

内收肌

髌骨

股骨

内收肌退化，股骨
与髌骨间的咬合情
况就会变差

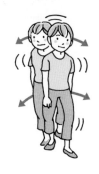

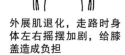

外展肌

外展肌退化，走路时身
体左右摇摆加剧，给膝
盖造成负担

　　外展肌退化，走路时会出现"骨盆横向摇摆"的症状。骨盆横向摇摆会导致走路时全身左右摇晃，承担体重的膝盖负担也随之加剧。锻炼外展肌能够改善骨盆左右摇晃现象，走路时对膝盖产生的负担也会减轻，因而能够有效改善膝盖疼痛。

　　具体的锻炼方法我们将在第 72 页开始介绍。锻炼股四头肌、内收肌、外展肌能够大幅减轻膝盖负担。膝盖负担减轻后，走路也会轻松许多。走路轻松，生活的品质会得到提升，生活也会充满乐趣。

用闭上双眼金鸡独立的姿势来培养平衡感

● 闭上双眼金鸡独立，测定衰老程度的标准

判断衰老程度的标准之一，即是测定闭上双眼的状态下能够维持金鸡独立姿势多少秒。10 秒为最大限度，超过 10 秒则可以停止测试。

具体的操作方法我们将在第 78 页介绍。过去我进行实验得到的性别、年龄段差异等数据也将在后面公开。

根据实验结果可知，20 ～ 50 岁的男性以及 20 ～ 40 岁的女性几乎都可以维持这一姿势达 10 秒。

50 ～ 60 岁的男性与 40 ～ 60 岁的女性，能够维持 10 秒的人已经减至半数以下。50 岁及 60 岁的男性、60 岁的女性，可维持的时间由 1 秒至 10 秒不等。而且，70 岁以上的男性及80 岁的女性中的大部分人只能维持金鸡独立的姿势 1 ～ 2 秒。

的确，随着年龄的增长，平衡感会逐渐衰退。

增强足部肌肉力量的锻炼，能够改善膝盖疼痛，同时，通过这样的方式找回平衡感，也有助于防止衰老。当然，就检测当前身体状态这一层面而言，金鸡独立也可以说是一项有意义的方法。

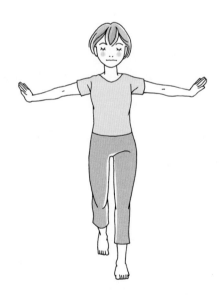

利用下蹲运动放松脚踝

● 不论老幼，都要防止脚踝受伤

进入现代以来，马桶逐渐普及，我们做"下蹲"姿势的机会少之又少。或许只有在向低矮的橱柜里伸手拿东西时和擦地板时才会下蹲吧。

下蹲时脚掌紧贴地面的人弄伤膝盖的可能性较低。能够下蹲，说明脚踝关节很柔软。脚踝关节柔软意味着整个下半身都能够灵巧地活动。下半身灵活，腿上负担的体重就不会只集中在膝盖部分，因为整个腿部都能够灵活承担部分体重，膝盖部分的负担也就减轻了。

这与年龄无关，年轻的运动员也是一样。在某项追踪调查中，调查人员时隔 2 年后，联系了 23 名当年无法维持下蹲姿势 5 秒的足球运动员。询问这 23 人在 2 年内是否受过伤，有 20 人回答并无膝盖疼痛或腰痛症状。

利用下蹲姿势放松脚踝关节

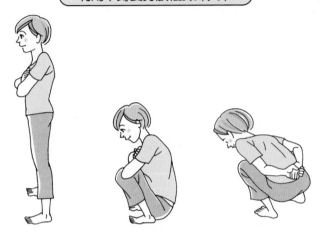

下蹲运动的方法如下。因为有可能会向后摔倒，所以大家一定要确认好周围的安全再进行练习。

① 两脚张开，与肩同宽。

② 保持两脚之间距离，脚踵不得离开地面，缓缓蹲下。

③ 两手背后并握紧，保持 5 秒。

怎么样？运动时可以控制好身体不摔倒吗？有关下蹲的运动，请大家阅读第 80 页。

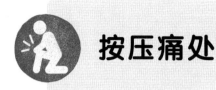

按压痛处

● 痛点拉伸与肌肉训练相结合能够得到协同效果

东京医科齿科大学的宗田大教授首创了"痛点拉伸"保守疗法。我也学习了他的疗法，将膝盖内侧拉伸应用到患者的治疗当中，接下来我想简要地介绍一下这一疗法。

众所周知，膝关节炎患者患部的血液循环不畅，肌肉和肌腱僵硬，稍稍受到刺激就会感到疼痛不已。

因此，用手指去按压疼痛的部分，使肌肉和肌腱柔软下来，进行这样的痛点拉伸，患处的痛感就会逐渐钝化。这可以说是一个划时代的、具有逆向思维的拉伸运动，效果也非常好。

拉伸运动的做法请参考第82页。过去，我为了研究拉伸运动的应用方法，进行了一项实验。

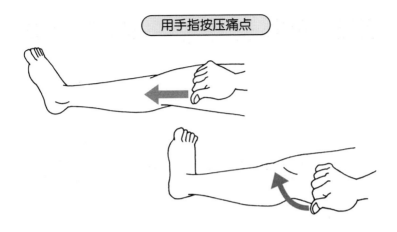

用手指按压痛点

我将实验对象分为两组，一组同时进行拉伸运动和股四头肌训练，另一组只进行股四头肌训练，调查研究两组实验对象会产生多大的差别。

实验结果显示，只进行股四头肌训练的一组虽然也颇具成效，但在股四头肌训练的基础上进行拉伸运动的一组膝痛症状改善更加明显。根据这一结果我们可以认为：通过拉伸运动软化膝盖弯曲时所使用的肌肉和韧带后，再进行肌肉训练，能够达到协同效果。请大家一定要多多尝试。

走路有时也会引发膝部疼痛

● 先决条件是通过肌肉训练减轻膝盖负担

年轻时没有养成运动习惯的人，中年以后，容易出现运动不足的问题。因此，许多人选择进行最简单的运动——走路。

据某项调查显示，有近 50% 男性和近 40% 女性选择通过走路来锻炼身体。诚然，走路是一项有氧运动，能够有效提升心血管等循环系统的机能状况，也有利于耐力的提升。

但是，对膝关节炎患者来说，走路运动反而会成为多余的负担，甚至有可能会加重膝盖疼痛，必须要小心。之所以如此，是因为走路的时候，通常是脚踵率先着地，但老年人和膝关节炎患者则是以稍稍弯曲膝盖的状态弓着腰走路的。也就是说，脚踵着地那一瞬间的冲击大半会传送给膝盖。再加之上半身的重量负担也会同时传给膝盖，因此，膝盖疼痛加重的情况频频发生。

脚踵着地的瞬间，如果膝盖能够伸展，那么着地时的冲击就不会只局限在膝盖，甚至会分散到髋关节，进而减少膝盖负担。为使膝盖能够在脚踵着地时伸展，我们之前多次介绍过的"股四头肌"的力量就必不可少了。锻炼股四头肌能使膝盖在走路时得以伸展，膝盖负担就会得到减轻。相较于走路，膝关节炎患者更要重视股四头肌的锻炼。

股四头肌是人体最大的肌肉。股四头肌伸缩可使肌肉泵效果增强，而向心脏输送大量血液，也就是说，锻炼股四头肌有益于血液循环。人们常说"脚是人的第二个心脏"，正确的说法应该是"股四头肌是人的第二个心脏"。锻炼股四头肌，有利于膝盖和心脏健康，能够使人在走路时充满力量。

通过连续的起立运动提升耐力

● 大腿前侧肌肉易衰退，要多锻炼其肌肉力量和耐力

让我们再回到大腿前侧的话题。

接下来我将介绍锻炼覆盖在大腿前侧的"股四头肌"的锻炼方法。

股四头肌是股直肌、股外肌、股内肌和股中肌四种肌肉的总称，主要有两大作用，即"伸展膝关节"和"使腿从根部向前活动"。可以说，股四头肌在步行中起到了非常重要的作用。

虽然股四头肌是非常重要的肌肉，但同时它也是人类肌肉中最早老化的肌肉。40 岁起股四头肌的肌肉力量开始慢慢减弱，50 岁以后老化速度会进一步加快，70 岁时力量平均值衰退到 30 岁时的 40%。为了尽量维持肌肉力量，股四头肌的

坐在椅子上连续起立，来锻炼大腿前侧的肌肉力量和耐力吧

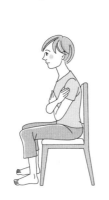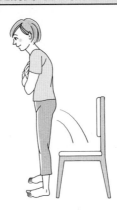

训练显得尤为重要。

　　要使自己年老后还能维持一个无须他人看护的体魄，我们不仅要锻炼肌肉力量，还要锻炼自己的耐力。能够同时锻炼股四头肌的肌肉力量和耐力的运动，就是"连续的起立运动"了。有一个关于这一运动的测试，在 30 秒内，尽可能地快速反复从椅子上起立。结果显示：40 ~ 61 岁的男性平均可以做 27 次，30 ~ 50 岁的女性平均可以做 25 次。

　　但是，这是一项颇有难度的测试，一定要结合自己的体力，不要勉强，慢慢增加运动量为佳。应用这一动作的运动将在第 86 页进行介绍。

保持骨盆周围肌肉的柔软度

● 为使腰椎与骨盆能够紧密连接

长时间保持一个坐姿，骨盆周围的肌肉就会慢慢变僵硬，使得"腰椎骨盆节律"无法顺畅进行。

"腰椎骨盆节律"，是指以腰为轴向前弯曲身体时，腰椎和骨盆联合向前倾斜的运动。不是腰椎或者骨盆哪个倾斜得大一些，而是通过两个部位的连动来实现这样一种不给腰部增添过大负担的弯曲方式。

久坐会导致骨盆周围的肌肉僵硬，这时骨盆会难以向前倾斜。在这种情况下，如果想要向前弯曲身体，为了协助无法倾斜的骨盆，腰椎只能弯曲更大的角度。这就是"腰椎骨盆节律"无法顺畅进行。

腰椎进一步弯曲，会给腰椎及腰椎周围的肌肉带来巨大的负担。原本就患有腰痛的人，病情还有可能继续恶化。即

腰椎骨盆节律

骨盆周围肌肉柔软	骨盆周围肌肉僵硬
骨盆前、侧、后部的肌肉伸展，骨盆前倾，腰椎活动较少	骨盆前倾困难，必须大幅弯曲腰部，腰部负担加重

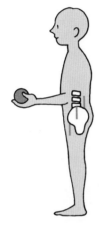
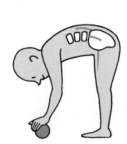
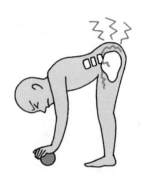

便是没有腰痛症状的人，久坐也可能导致腰椎骨盆节律失常，引发腰痛。

虽然平时大家可能没有注意过，但还请大家注意保持骨盆周围肌肉的柔软灵活。

依靠成功体验改善腰痛

● 有些腰痛可用认知行为疗法治疗

在欧洲，大家将急性腰痛称为"魔女的一击"。有过所谓"闪腰"经历的人，在做诸如"腰部后仰"等动作时，都会觉得非常恐怖。这样的恐惧心理，可能会导致腰痛久治不愈、病情恶化。

疼痛会被脑内的"海马体"记忆。"海马体"被认为与本能活动和记忆息息相关。例如"腰部后仰时会产生疼痛"这样的记忆留在海马体后，如果总是想起这件事，"腰部后仰＝腰痛"这一记忆就会不断加深。

这样一来，即便稍稍向后仰腰，也会反射性地产生强烈的痛感，并成为习惯。

想要修正这一记忆，进行"认知行为疗法"效果显著。

认知行为疗法是指通过学习正确的知识或积累无痛的成

功体验，来修正印刻在脑内海马体上"腰部后仰＝腰痛"这一错误记忆的心理治疗法。

腰部后仰这一动作，如果采用以下的正确姿势，是很少会刺激腰痛的。

首先，两脚张开与肩同宽。接下来，两手置于腰部，边吐气边慢慢弯曲上体。这时如果出现脚麻现象请立刻停止动作。

如果你成功体验了无痛弯腰，那请你多多尝试几次。这样，在不知不觉间脑内的认知就会发生改变，腰痛也将得到改善。

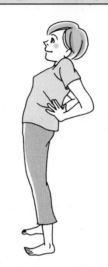

用正确的姿势，在不使腰痛的条件下向后弯腰，反复积累成功体验

向缓解坐骨神经痛的方向弯曲身体

● 结合坐骨神经痛的类型选择运动方法

在 PART1 部分我们曾经介绍过，由于腰椎间盘突出症和腰椎管狭窄症的缘故，直通足部的神经在腰部受到压迫会产生腰痛，同时臀部至大腿内侧、小腿肚等部位也可能出现大范围疼痛或麻木。这就是坐骨神经痛。

坐骨神经痛大致可以分为两种。

一种为"身体后仰轻松式"，另一种为"身体前屈轻松式"。因为患坐骨神经痛的人中，有些人后仰可减轻痛感，还有一些人屈身时疼痛会减轻。

还有一些方法可以通过向"轻松的方向"后仰或前屈身体来减轻疼痛。

身体后仰轻松式的坐骨神经痛患者，可以通过第 96 页介绍的麦肯基疗法锻炼背肌。背部肌肉发达，身体就能够向

坐骨神经痛患者，请向缓解疼痛的方向弯曲身体

身体后仰轻松   身体前屈轻松

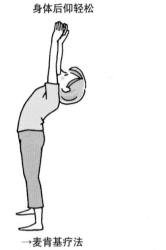

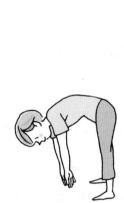

→麦肯基疗法   →威廉斯体操

轻松的方向拉伸，从而减轻疼痛。

　　身体前屈轻松式的坐骨神经痛患者，可以通过第98页介绍的威廉斯体操蜷曲身体。因为身体有一个特性，疼痛时会蜷曲在一起，以此来减轻疼痛。

　　虽然这个方法听起来很简单，但实际上却意外地有效。

利用坐立运动提升柔韧性

● 身体柔韧性与腰痛存在相关关系

过去，我曾以 102 名健康的 40 ~ 50 岁的受试者为测试对象，就身体柔韧性与易引发腰痛程度的关系做了一个实验。分为两组，其中一组为 23 位有过腰痛病史的人，其他 79 名无腰痛病史的测试对象为一组。

柔韧性测试要求测试者以直立姿态坐到地板上再站起来，起立过程中要求不得使用双手并保持双腿并拢。此测试可以测试出被测试者脚踝及骨盆周围的柔韧性。顺利坐下可得 5 分，顺利站起可得 5 分，满分 10 分。评分标准为：手或膝盖有触碰的情况各减 1 分，没有保持良好平衡减 0.5 分，足部交叉站起减 3 分。

测试结果显示，有腰痛病史的人平均得分 6.8 分，而无腰痛病史的人平均得分 8.2 分。可以看出相较于正常人，有过

在地板上进行坐立运动，使脚踝及骨盆周围变得柔软灵活

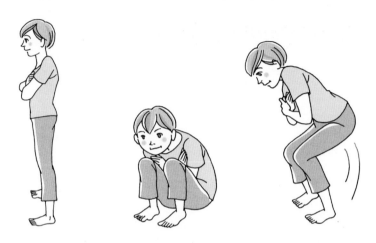

腰痛病史的人柔韧性较差。

　　另外，我们还测试了受试者们身体前屈时指尖距地面的距离。测试结果显示，坐立测试中得分越低的人，指尖距地板的距离越远。

　　由此我们可以得到结论：有过腰痛病史的人柔韧性较差。

　　坐立测试不仅是一项测试，还对提升脚踝及骨盆周围的柔韧性十分有益。当然，它也能够带动全身肌肉的运作。能够顺利地坐立，有助于预防腰痛。

驱痛姿势的要点

● **不要逃避疼痛，正确运动治疗**

感觉膝盖疼痛或腰痛时，我们会下意识地保护患处。但这种"下意识"是个问题。

疼痛时，我们不知不觉就会"减少运动量"。但是，一直不活动，肌肉就会渐渐萎缩，老年人还可能患上其他慢性病。

而大腿肌肉萎缩会加重膝盖负担，使疼痛更甚。

关键不是逃避疼痛，而是正确地运动。

在这里我要向大家推荐"驱痛姿势"。接下来介绍的这些姿势，有利于提升肌肉力量和拉伸运动的效果。这一过程中多少会感觉到疼痛。

疼痛剧烈时，可能是因为有炎症，这时最好不要勉强自己做运动。但是身体可以承受时，多数情况下使身体动起来结果会更好。

不仅是占据了大比例的非特异性腰痛，对于绝大多数的腰痛而言，拉伸运动都是十分有效的。除了脊椎空腔外几乎不会出现不良影响，可有效减轻腰痛。

早晚做运动是基本。睡眠期间身体几乎是不动的，所以早上起床时肌肉会很僵硬。因此，**早上起床后立刻运动效果最佳**。

早上运动的效果会随着时间的流逝而减弱，因此晚上最好也做拉伸运动。**最佳的时间点为洗澡后**。

早晚运动持续 1 个月后，能够实际感受到自己身体的变化。养成习惯虽然有些困难，但还是希望大家能够抱定轻松的态度，耐心坚持，哪怕锻炼时间较短也没有关系，一定要把这个习惯长期维持下去。

抬高大腿

1

深坐在座椅上

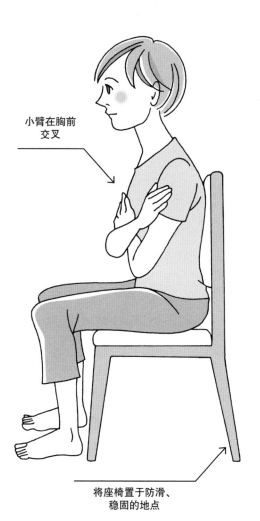

小臂在胸前交叉

将座椅置于防滑、稳固的地点

让我们一起锻炼位于大腿前侧的大型肌肉"股四头肌"吧！强健的股四头肌，可以吸收走路时脚踵着地的瞬间产生的冲击。

膝盖

2
伸直腿脚

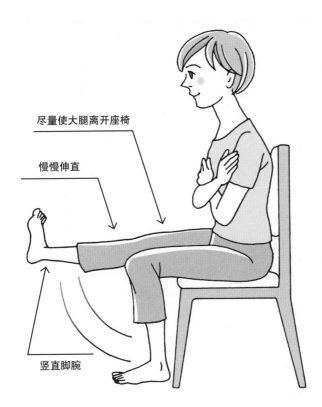

尽量使大腿离开座椅

慢慢伸直

竖直脚腕

10秒
另一条腿
做相同动作

● POINT ●

感受大腿前侧（股四头肌）
发力

交叉大腿

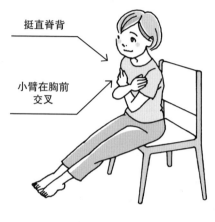

挺直脊背

小臂在胸前交叉

1 浅坐在座椅上

2 伸直腿脚

竖直脚腕

慢慢伸展

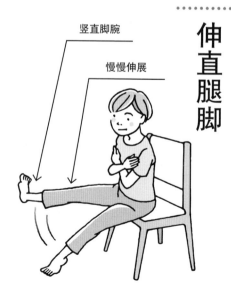

一起锻炼使髋关节内收的大腿内侧肌肉"内收肌"吧！膝盖的盖骨"髌骨"向上牵引的能力增强，可防止髌骨与股骨之间的软骨磨损。

3

将上抬的腿向对侧腿的方向伸展

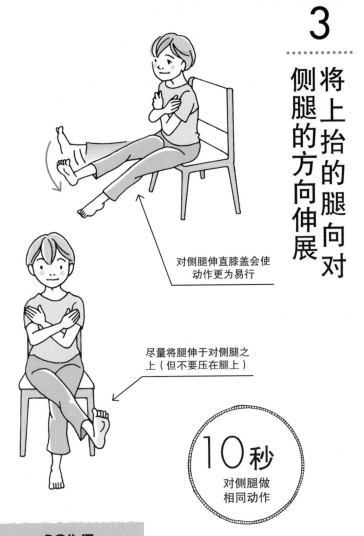

对侧腿伸直膝盖会使动作更为易行

尽量将腿伸于对侧腿之上（但不要压在腿上）

10秒
对侧腿做相同动作

● POINT ●

感受大腿内侧（内收肌）发力

打开大腿

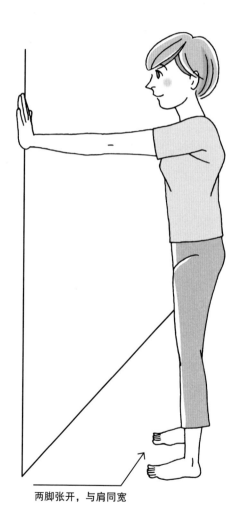

1

单手扶墙，立于墙侧

两脚张开，与肩同宽

一起锻炼使髋关节外展的大腿外侧肌肉"外展肌"吧！锻炼外展肌可防止走路时骨盆横向摇摆和身体左右摇晃，减轻膝盖负担。

膝盖

2
一手扶墙，对侧腿向斜后方上抬

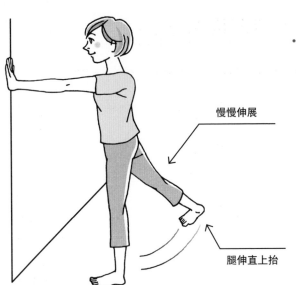

慢慢伸展

腿伸直上抬

从后面看

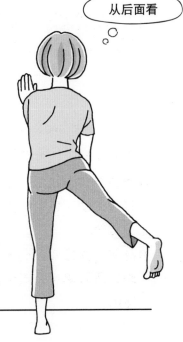

● POINT ●
感受大腿外侧（外展肌）
发力

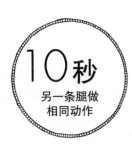

10秒
另一条腿做
相同动作

闭上双眼金鸡独立

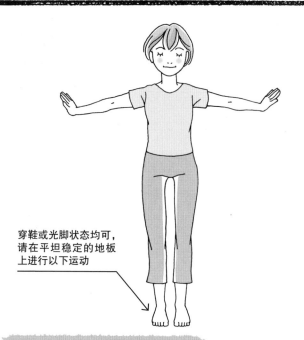

穿鞋或光脚状态均可，请在平坦稳定的地板上进行以下运动

1

张开双臂，闭上双眼站立

● **POINT** ●

【小心运动，不要摔倒】

● 请在有安全措施的场所进行该运动，以备危险时迅速自救。

● 身体平衡感较差的人，可睁开双眼单手扶墙进行该运动。

该运动可提高下肢肌肉力量，并锻炼平衡感，同时也可以预防摔倒。此运动也被用于测试身体的衰老程度。让我们一起来测试一下现在的身体状态吧！

膝盖

2
抬起一只脚，距离地面5厘米

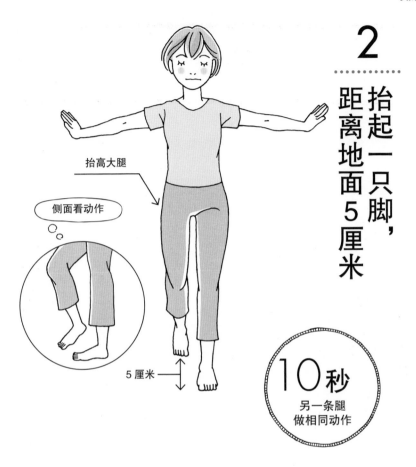

抬高大腿

侧面看动作

5厘米

10秒
另一条腿
做相同动作

● POINT ●

● 把着地的腿想象成陀螺的轴心来保持平衡。

● 闲暇时请大家多多尝试两手下垂高抬大腿的动作。

下蹲

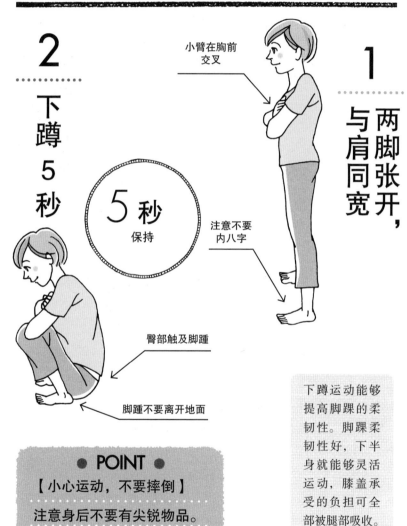

1 两脚张开，与肩同宽

小臂在胸前交叉

注意不要内八字

2 下蹲5秒

5秒 保持

臀部触及脚踵

脚踵不要离开地面

下蹲运动能够提高脚踝的柔韧性。脚踝柔韧性好，下半身就能够灵活运动，膝盖承受的负担可全部被腿部吸收。

● POINT ●
【小心运动，不要摔倒】
注意身后不要有尖锐物品。

膝盖

3
两手于背后握紧，
再保持 5 秒

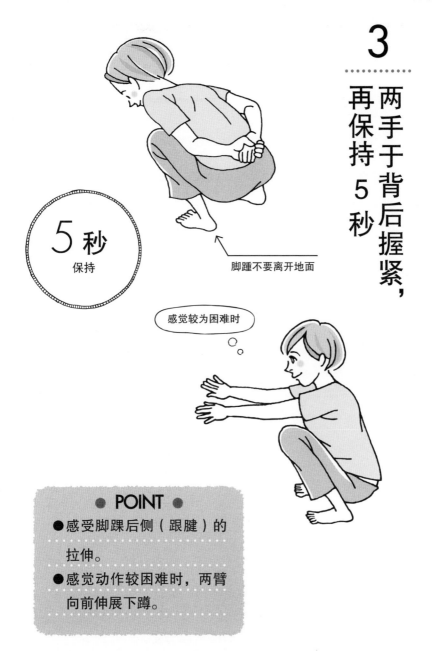

5 秒
保持

脚踵不要离开地面

感觉较为困难时

● POINT ●

● 感受脚踝后侧（跟腱）的
拉伸。

● 感觉动作较困难时，两臂
向前伸展下蹲。

拉伸膝盖内侧

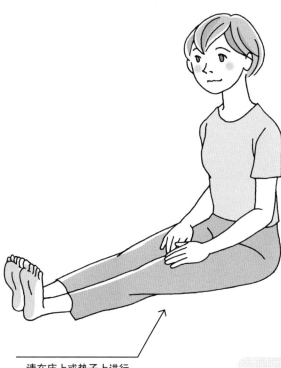

1 .... 伸直腿部坐下

请在床上或垫子上进行
该运动

血液循环不畅、肌肉和
肌腱僵硬时，极小的刺
激都会使人感觉到强烈
的疼痛。通过拉伸运动
可以使肌肉和肌腱放
松，从而弱化疼痛。

膝盖

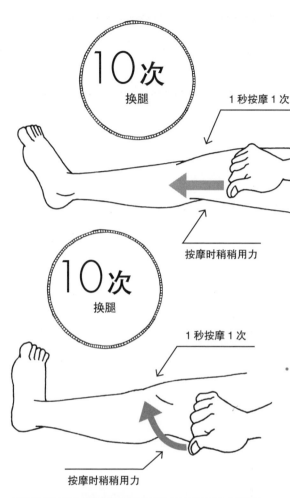

2

用拇指按摩拉伸膝盖内侧

1 秒按摩 1 次

10次
换腿

按摩时稍稍用力

3

拇指沿大腿内侧后部向膝盖前侧按摩拉伸

1 秒按摩 1 次

10次
换腿

按摩时稍稍用力

● POINT ●

●为防止走路时左右摇摆，要保持侧副韧带柔软灵活。

●鹅足的主要作用是弯曲膝盖，要保持鹅足柔软灵活。

水平踏步

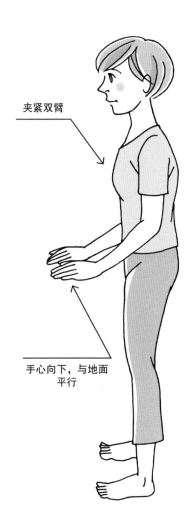

夹紧双臂

手心向下，与地面平行

1 伸出双手，置于腰部前方

高抬大腿至与地面平行，一起利用这一运动，来锻炼"髂腰肌"吧！髂腰肌是股四头肌和髋关节弯曲时工作的肌肉。要有意识地尽量快速抬腿哦！

2 高抬大腿直至触碰手掌

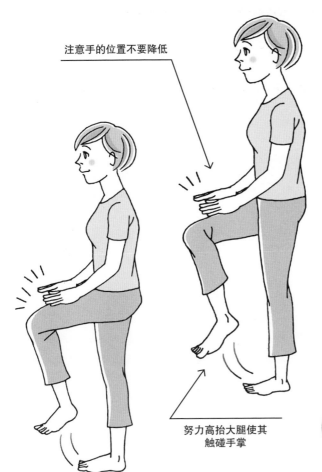

注意手的位置不要降低

努力高抬大腿使其触碰手掌

尽量快速重复 **10次**

● **POINT** ●

● 感受髋关节（髂腰肌）和大腿前侧（股四头肌）发力。

● 记录10秒内大腿触碰手掌的次数，目标为16次以上。

连续起立

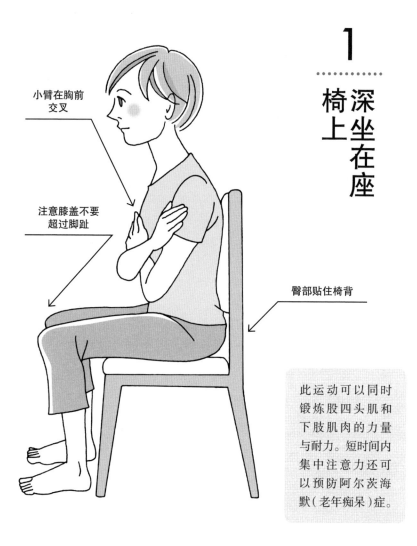

1 深坐在座椅上

小臂在胸前交叉

注意膝盖不要超过脚趾

臀部贴住椅背

此运动可以同时锻炼股四头肌和下肢肌肉的力量与耐力。短时间内集中注意力还可以预防阿尔茨海默（老年痴呆）症。

膝盖

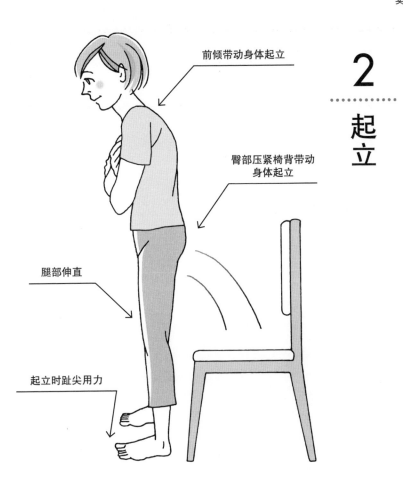

前倾带动身体起立

臀部压紧椅背带动身体起立

腿部伸直

起立时趾尖用力

2
…………
起立

尽量快速重复
1、2两个步骤
10次

● **POINT** ●

●目标为10秒内做8次以上。

●为达目标而全力运动，可预防阿尔茨海默（老年痴呆）症。

拉伸背部

1 臀部下降，做下蹲运动

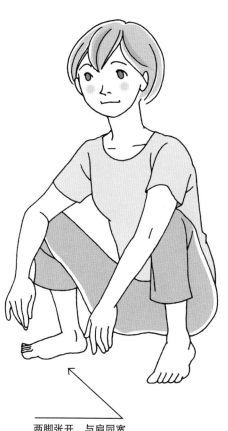

两脚张开，与肩同宽

久坐等会引起骨盆后方的"竖脊肌"僵硬，让我们一起通过运动来缓解这一症状吧！坐在座椅上前屈身体，也有拉伸竖脊肌的效果。

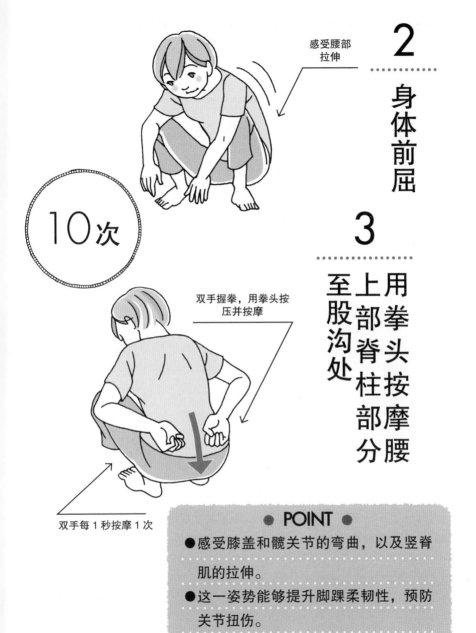

感受腰部拉伸

2

身体前屈

10次

3

双手握拳，用拳头按压并按摩

用拳头按摩腰上部脊柱部分至股沟处

双手每1秒按摩1次

● **POINT** ●

● 感受膝盖和髋关节的弯曲，以及竖脊肌的拉伸。

● 这一姿势能够提升脚踝柔韧性，预防关节扭伤。

拉伸大腿外侧

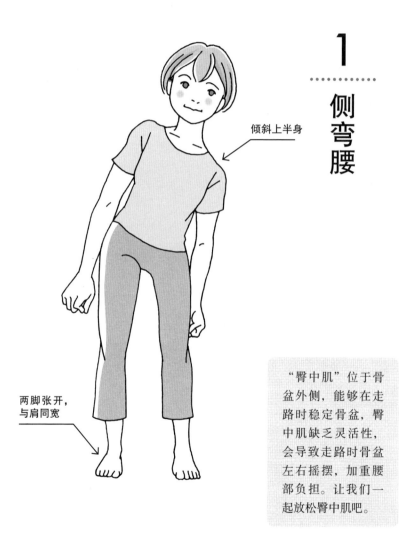

1

侧弯腰

倾斜上半身

两脚张开，
与肩同宽

　　"臀中肌"位于骨盆外侧，能够在走路时稳定骨盆，臀中肌缺乏灵活性，会导致走路时骨盆左右摇摆，加重腰部负担。让我们一起放松臀中肌吧。

腰部

2

用拇指根部按摩骨盆侧面至大腿部分

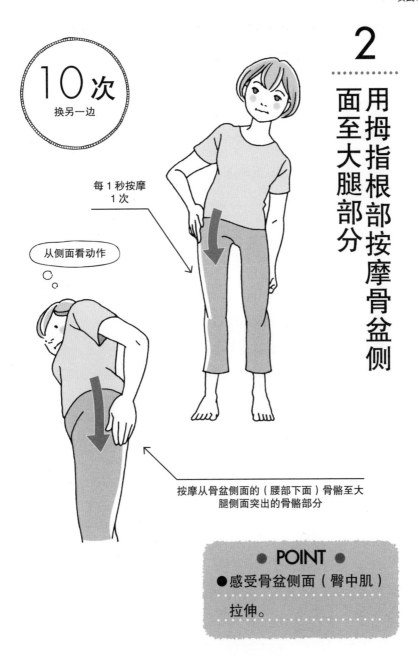

10次

换另一边

每1秒按摩
1次

从侧面看动作

按摩从骨盆侧面的（腰部下面）骨骼至大
腿侧面突出的骨骼部分

● POINT ●

●感受骨盆侧面（臀中肌）

拉伸。

拉伸大腿前侧

1

轻轻弯曲膝盖

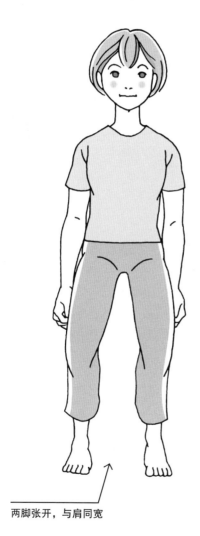

两脚张开，与肩同宽

"股直肌"位于骨盆前侧，是维持髋关节伸展姿势的必要肌肉，髋关节无法伸展，会导致走路时臀部突出，从而加重腰部负担。让我们一起来放松股直肌吧！

腰部

2 用两手拇指根部按摩骨盆前侧至大腿部分

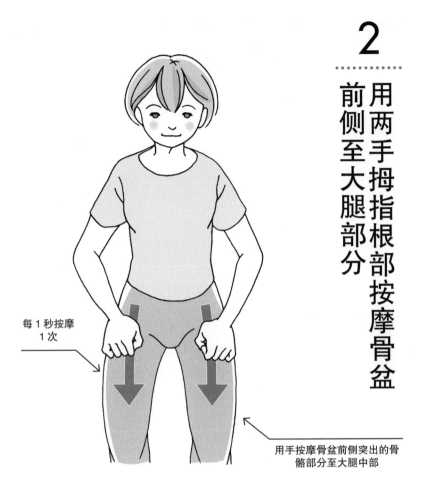

每1秒按摩1次

用手按摩骨盆前侧突出的骨骼部分至大腿中部

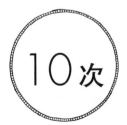

10次

● POINT ●

●感受骨盆前侧（股直肌）拉伸。

腰部后仰

1
双手置于腰侧站立

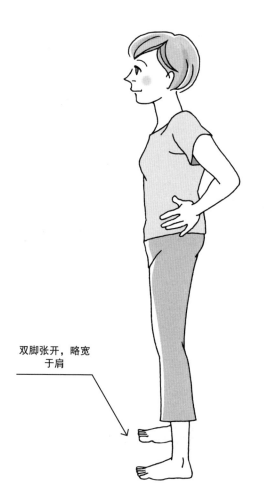

双脚张开，略宽于肩

腰部后仰这一动作如果采用正确的姿势并不会使人感到疼痛。反复积累腰部无痛后仰的成功体验，改善脑内认知，可以缓解腰部疼痛。

腰部

2

上半身向后仰

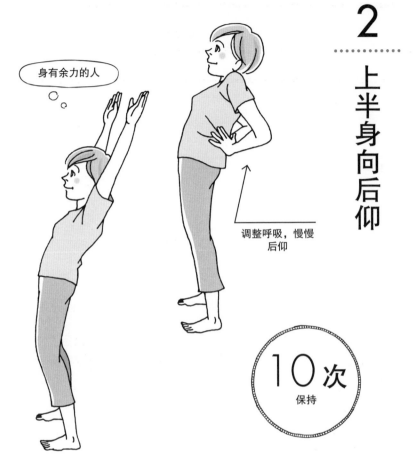

身有余力的人

调整呼吸，慢慢
后仰

10次
保持

● **POINT** ●
●腿脚发麻时请停止运动。
●感受骨盆向后倾斜。
●身有余力时，请举起双手。

麦肯基疗法

1 两手置于脸侧俯卧

夹紧双臂

手心至两臂手肘部分
贴紧地面

身体后仰时感到轻松的坐骨神经痛患者（详见第 66 页），一起来做这套体操吧。这套体操内容为：锻炼背肌，并朝着减轻疼痛的方向拉伸身体。

2 保持手肘至手掌部分贴紧地板，抬起上半身

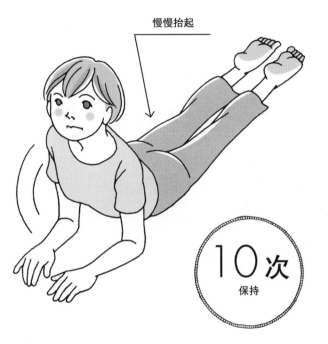

慢慢抬起

10次
保持

威廉斯体操

1

屈膝仰卧

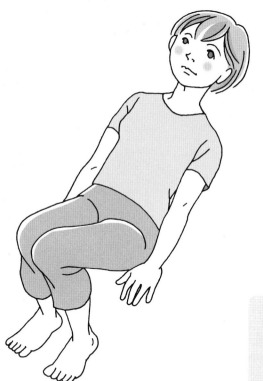

身体前屈时感到轻松的坐骨神经痛患者（详见第66页），一起来做这套体操吧。日常请多采用负荷较少的姿势，养成好习惯。

腰部

2

弯曲膝盖，使其贴近胸口

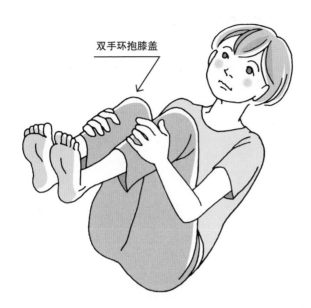

双手环抱膝盖

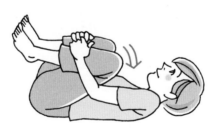

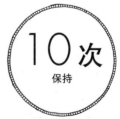

10次
保持

● POINT ●
感受背部与腰部拉伸。

深蹲运动

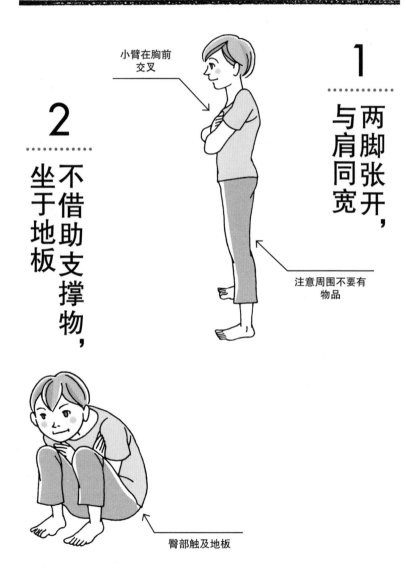

小臂在胸前交叉

1 两脚张开，与肩同宽，

注意周围不要有物品

2 不借助支撑物，坐于地板

臀部触及地板

腰部

3

不借助支撑物站起

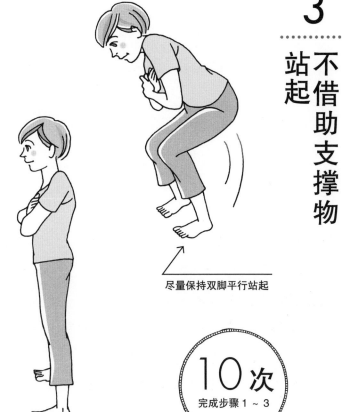

尽量保持双脚平行站起

10次
完成步骤 1 ~ 3

● POINT ●

感到困难时，站立时可交叉双腿。

PART2 要点

- ●强化股四头肌、内收肌、外展肌等大腿肌肉，可减轻膝盖负担。

- ●要以提高肌肉力量和耐力为目标，努力打造无须看护的健康体魄。

- ●脚踝的柔韧性能够减轻膝盖负担，骨盆周围的灵活度可减轻腰部负担。

- ●按压疼痛部分进行拉伸。

- ●在膝盖疼痛的状态下走路可能会加重疼痛，因此我们要优先进行大腿肌肉力量的训练。

- ●要将成功体验的记忆刻进脑海，有效利用行为认知疗法。

- ●身体向感到轻松的方向后仰或前屈，可以减轻坐骨神经痛。

- ●不要逃避疼痛，要用正确的拉伸来缓解症状。

PART 3

日常生活中可行的
自我保健与预防措施

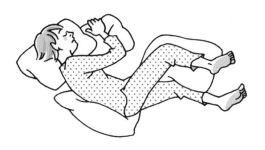

保护膝盖的每日修行

● 减轻膝盖负担，缓解疼痛

膝盖受伤，一定会给日常生活带来不便。我们要养成保护膝盖的习惯，同时不断缓解疼痛。

① 有益膝盖的走路方式

注意走路时不要内八字、步幅不要过大、不要左右摇晃。

另外，前进时应伸直膝盖、脚踵先着地、脚尖后蹬地。请大家仔细体会脚踝放松、脚尖蹬离地面时跟腱伸展的感觉。如果脚掌外侧发力，会更加稳定。

脚掌外侧发力，鞋子的外侧会快速磨损。但如果穿着磨损的鞋子走路，一切努力都将会白费，同时也很危险。

因此，即便是便宜的鞋子也没有关系，建议大家 3 个月左右更换 1 次鞋子。

② 于膝盖有害的走路方式

向前迈步时应该脚踵先着地、膝盖呈弯曲状态，但有些人是整个脚掌贴在地面上。这是一种不使用脚踝、跟腱没有伸展的走路方式，会导致膝盖负担增加。走路时身体前倾，也会给膝盖增添负担，对膝盖产生不良影响。

③ 上下楼梯

膝盖疼痛时，上下楼梯请利用好栏杆。上楼时，请用健腿先攀登楼梯，患腿随后跟上。下楼时，请先迈出患腿。这样的方式不易使人感到疼痛。

④ 手杖的使用方法

挂拐杖要使用患腿对侧的手。使用普通的 T 形手杖时，要握紧把手，同时用食指和拇指夹紧杖身部分，这样的持杖方法较为稳固。

调节手杖的长度时，应以由地面至大腿根部外侧坚硬部分（股骨大转子）的高度为参照。

⑤ 不给膝盖增添负担的生活窍门

·在自己家中的楼梯、长廊等有台阶的地方安置扶手。

·膝盖受凉会加重疼痛，要尽量保持膝盖温暖。

·拖鞋打滑、脱落都十分危险，因此请穿好合脚防滑的鞋子和袜子。

·抬举重物会增加膝盖负担，因此可以有效利用购物袋。

·保证 8 小时以上的睡眠时间。睡眠能够强健身体，抵抗疼痛。

·吃饭请细嚼慢咽。速食是肥胖的根源，肥胖会加重膝盖负担。

·尽量不穿 3.8 厘米以上的高跟鞋，它会给膝盖带来极大负担。

保护腰部的每日修行

● 日常生活处处小心，防止腰痛反复发作

患有腰痛的人，平时生活中一定要小心，不要给腰部增添负担。在留心保护腰部的同时，请多多实践 PART2 中介绍的驱痛姿势，慢慢治愈腰痛。

① "嘿呦！"

科学已经证实了"嘿呦"这句吆喝的效用。

曾进行过这样一个实验。首先，在一个健康男子的"背肌""大腿外侧""小腿肚"3 处贴上电极。通过测量肌肉收缩时发出的电流，来了解这 3 处的肌肉是如何工作的。先令男子坐在台子上，让其分别在有吆喝声和无吆喝声的状态下起立，比较不同状态下电流的流动情况。测试结果显示，无吆喝声的状态下起立时，背肌最先收缩，然后剩下两处的

肌肉才开始工作。也就是说，起立的瞬间，腰部负担会加剧。而在有吆喝声的状态下起立时，三个部位的肌肉几乎同时收缩，这样一来，腰部的负担就减轻了。为了腰部健康，我们要多说"嘿呦！"。

② 睡觉时尽量采用"半坐卧位"

腰痛时采用仰卧睡姿反而会增加腰部负担，导致疼痛加剧。这时采取稍抬上半身、轻弯髋关节和膝关节的姿势，即便是仰躺腰部也会非常轻松。这种姿势被称作"半坐卧位"。在家中时，也可以按下页图片所示，利用枕头或靠垫来调整姿势。使用护理床时，可将上半身调高 20° ~ 30°，并稍稍调高膝盖以下部分。侧卧时，可以在背部垫一个枕头、腿间夹一个枕头、再怀抱一个枕头，这样能够减缓腰痛。

③ 不给腰部增添负担的生活窍门

·抬举重物时，不要前屈身体，而应下蹲降至物品高度再抬举物品。这样可以大幅减轻腰部负担。

·洗脸时，伸直膝盖弯曲上体会给腰部带来极大负担。为减轻腰部负担，洗脸时可以微微屈膝。

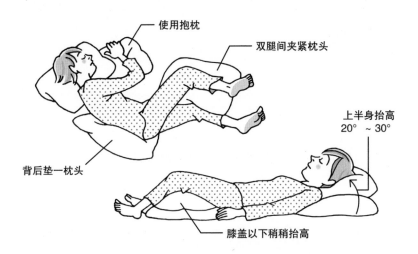

使用抱枕

双腿间夹紧枕头

背后垫一枕头

上半身抬高
20° ~ 30°

膝盖以下稍稍抬高

· 气压低时容易导致腰痛。要勤做腰部锻炼，放松肌肉，促进血液循环。

利用"足底板"来缓解膝盖疼痛

● 垫高脚底小趾一侧，减轻膝盖负担

让我来告诉大家一个利用道具来减轻膝盖疼痛的方法。

请大家到市场上购买鞋垫，这个鞋垫的小趾侧要稍高一点，然后，用剪刀沿脚的形状裁剪鞋垫。男性请将鞋垫置于鞋中，女性请放入袜子中。这样，就会形成脚底小拇趾一侧略高的状态。在本书中，我们把它称为"足底板"。

对有 O 型腿倾向的人而言，垫高小趾一侧能够使其向 X 型腿的方向发力。这样一来，走路时从地面传来的冲击就会由内侧向外侧转移，膝盖就会轻松许多。

为进一步提高垫高足部小趾所产生的效果，我们可以在使用"足底板"的同时，使用绑带固定脚踝。使用"足底板"时如果不固定好脚踝，即便足底外侧变高，脚踝仍有可能向内侧倾斜。但如果将脚踝固定，足底的矫正力就不会因为脚

正常状态

使用"足底板"
的状态

使用足底板和绑带
的状态

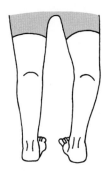

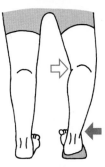

脚踝向内侧倾斜

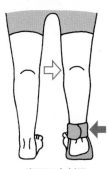

脚踝不会削弱
矫正力

踝不稳而减少，从而能够传送至膝盖处。每天使用脚踝绑带
和"足底板"5 小时，就可以产生显著效果。固定脚踝的绑带，
选择药店中出售的针对脚踝扭伤所用的护具即可。

　　如果使用缠绕型的绑带将"足底板"固定在脚底，不
仅在穿鞋外出时，在家也可以利用起来。

提升脚踝柔韧性，进一步提升足底板效果

● 脚踝灵活，有助于减轻膝盖疼痛

为更好提升"足底板"的效果，我们一起来做能够提升脚踝柔韧性的运动吧！在这里我们要使用的是将物品捆绑在自行车载货架时所使用的橡皮带，并且是两端附有挂钩的橡皮带。

运动流程请看下一页的步骤 1 ~ 5。

我们请多个患者进行了实验，确认大家脚踝的柔韧性都得到了提升，"足底板"的效果也得到了进一步的提高。

这是一个十分简单的运动，请大家一定要尝试。

能够提高"足底板"效果的脚踝柔韧体操

1

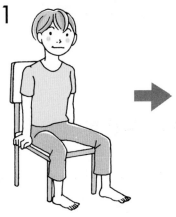

坐在座椅上

2

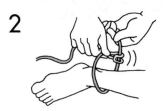

在无须进行训练的脚踝上缠好橡皮带，挂好挂钩，使橡皮带在拉伸时不会立刻松开

3

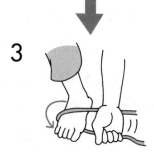

接下来，用橡皮带由脚背至脚外侧缠绕受训脚，并使橡皮带从脚心下方穿过。手握橡皮带，使其可以从上方拉拽

4

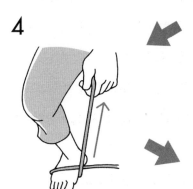

以脚踝为轴，将受训脚外侧向上抬起，这时缠绕在另一只脚脚踝上的橡皮带也会相反方向拉伸，同时，向上拉拽手中的橡皮带

5

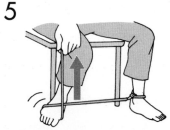

1次做5秒，20次为1组。早上起床后以及晚上睡觉前进行练习

使用带有减震垫的护具减轻膝盖疼痛

● 用减震垫将撕裂脱出的半月板复位

抑制膝盖疼痛最常用的治疗产品就是护具了。膝盖出现疼痛后，许多人都喜欢佩戴护具。

护具的功效体现在两方面，一是通过紧固膝盖的违和感来提醒人们膝盖的存在，另一方面就是给膝盖保温。自然，在日常生活中，仅是佩戴护具也可以产生一定功效，但针对膝关节炎患者，我想给大家介绍一个更为有效的方法。

首先准备好一个护具。这个护具不能是从脚上穿套的筒形护具，而是如下页图片所示的缠绕型护具。

然后，裁剪海绵或聚氨酯，做成如图所示的"减震垫"。将减震垫对应在膝盖疼痛的部位，夹在护具内侧并裹紧患处。也可以事先在护具上贴好减震垫。

在PART1部分，我们曾介绍过引发膝盖疼痛的一大原因，

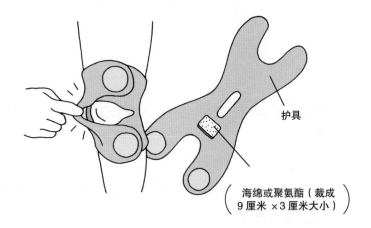

减震垫按压受伤的半月板

护具

海绵或聚氨酯（裁成
9厘米×3厘米大小）

即是撕裂的半月板碎片脱出，压迫到周围的神经。也就是说，这场作战主要是利用夹在护具中的减震垫将脱出的半月板碎片"按回去"。

我们也请了一些患者进行试验，结果显示：这种方法比普通的护具更能有效抑制疼痛。请大家一定要尝试一下。

使用带有减震垫的五趾袜锻炼脚趾力量

● 五趾袜效果极佳，用力迈步走路吧

患上膝关节炎后，膝关节容易向 O 型腿发展，为了减轻痛苦，走路时整条腿易向内倾斜，导致脚踝至脚尖的部分也容易向内侧倾斜。

这样一来，重心会集中在大脚趾上，拇趾外翻症状加剧。而且，从正面看脚部曲线遭到破坏，步行变得更加困难。

众所周知，方便脚趾用力的"五趾袜"对改善这一状况十分有效。以这一点为参考，我想到了在五趾袜中放入聚氨酯减震垫这一方法。

放任膝痛发展

膝关节 O 型化

走路时从大腿起整条腿出现内倾倾向

整条腿向内侧倾斜，脚踝至脚尖部分
也容易向内倾斜

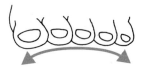

正常的横向曲线

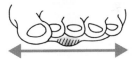

曲线遭到破坏

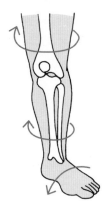

步行变得更加困难

用带有减震垫的五趾袜锻炼脚趾力量

1 将聚氨酯裁剪成3厘米×2厘米左右大小

2 用双面胶将裁剪好的聚氨酯贴在袜子的中趾趾根部位

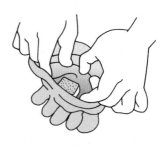

3 穿上带有减震垫的五趾袜练习用脚趾夹取矿泉水瓶盖的动作，每天练习2次

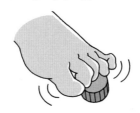

　　首先，我们要准备一双五趾袜。然后，将与耳胶硬度相当的聚氨酯按照上图的形状进行裁剪，并用双面胶将裁剪好的聚氨酯贴在袜子的中趾趾根部位。

　　请大家穿上这双袜子生活一段时间。并且，用带有减震垫的五趾袜练习用脚趾夹取矿泉水瓶盖的动作，每天练习2次。

　　2周后，脚趾的力量就会得到提升，走路时能够稳稳抓地。这样一来，步伐会更加稳定，膝盖疼痛也能得到减轻。

利用体重秤进行肌肉力量测定

● 实际感受锻炼效果，并将其习惯化

这本书介绍了许多锻炼方法，每一项都不是什么艰难的运动。

然而，困难的是将这些运动养成习惯并长期坚持下去。大家也有过这样的体验吧：有时候做着做着就厌倦了，有时候会因为没有立刻见效而丧失动力。某天不小心忘记了锻炼，后面又有几天忘记了锻炼，慢慢地就会觉得"还是算了吧"。

因此，我想到这样一种方法，能让人们尽量不产生厌倦，并且一点点地感受到成果来帮助自己坚持锻炼。这就是"肌肉力量的自我测定"。

或许有人会想：肌肉力量的测定能够在自己家里进行吗？我设计了一种方法，利用存在于多数家庭中的"体重秤"，就可以简单地测定肌肉力量，请大家一定要试一试。

需要准备的物品

① 两把高度相同的椅子；

② 体重秤；

③ 卫生纸 1 卷；

④ 圆柱状胶棒 1 只。

准备这些就足够了。操作方法请看下页的步骤 1 ~ 6。

如果能够了解伸展膝盖时的肌肉力量，那么锻炼的成果也就得以"可视化"。假设我们每周测试 1 次肌肉力量，发现相较于上一次测试，肌肉力量得到了提升，那么这一结果就会激励自己继续坚持锻炼 1 周。

坚持 1 ~ 2 个月后，训练的成果在数字上会有一个明显的变化。肌肉力量提高，我们就会越来越享受锻炼。不知不觉中，脚力得到锻炼，走路时我们也能体会到轻松感。

家庭可行版体重秤测量脚力方法

1
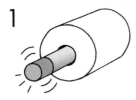

为使卫生纸不会变得扁平，我们
在卫生纸的芯部插入一个圆筒状
物体（在这里使用的是胶棒）

2

在其中一把椅子上放好卫生纸（卫
生纸侧面面向另一把椅子）和体
重秤

3
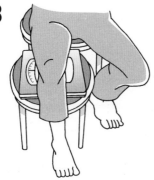

坐在另一把椅子上，将膝盖置
于卫生纸上

4
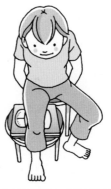

首先放松腿部，测量腿部的
整体重量

5
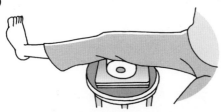

使劲伸直膝盖并向下用力，读此时体重
秤上的刻度

6

用发力时体重秤显示的重量
减去刚刚测量出的腿部重量，
得出的数字即可以表示伸直
膝盖时的肌肉力量

穿戴新型护腰减轻腰部负担

● 能够提高腹压、增强效果的"户田式护腰"

　　腰痛或患腰椎压缩性骨折时，我们时常会穿戴护腰。穿戴护腰时，腹部周围受到压迫，"腹压"就会升高。腹压是指腹肌和横膈膜收缩而产生的腹腔内部压力。腹压升高，腹部就可支撑上半身的重量，这样一来腰部的负担也就得以减轻。

　　过去的护腰都是先从后部缠起，主带在腹前用搭扣扣好，再从左右牵拉辅带，在腹前系好。这对于腹部微胖的人来说效果极佳，但是对于标准体型的人和偏瘦的人而言，腹前会留有缝隙，腹压的提升效果可能会比较小。

　　因此，我考虑改良一下护腰。"反向"安装腹带的部分，改为在后侧拉伸并系住。这样一来，无论是标准体型还是偏瘦的人腹前都不会产生缝隙，腹压就可以稳步上升。腹压上升，腰部负担就会减弱，抑制疼痛的效果自然也就提升了。

如果大家能够改造过去式的护腰，请一定要试一试。

新型护腰的制作方法

1

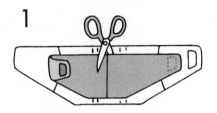

过去式护腰的小护带从中间剪开

2

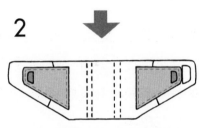

将小护带反过来，使搭扣露在外侧，并将小护带缝在大护带上

3

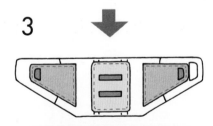

将缝有搭扣的毛巾质地的手绢缝在背部中央

PART3 要点

- ●要改善走路、上下楼梯的方式和手杖的使用方法，保护膝盖，改善身体状态。
- ●起立、抬举重物时，搭配吆喝声，可使全身肌肉同时工作。
- ●垫高鞋垫的小趾一侧，以期减轻膝盖负担。
- ●提高脚踝柔韧性，能够减轻膝盖负担。
- ●使用带有减震垫的护具，可使脱出的半月板碎片复位，减轻疼痛。
- ●穿戴带有减震垫的五趾袜锻炼脚趾，提升"抓地力"。
- ●利用体重秤测定肌肉力量，激励自己坚持锻炼。
- ●改造护腰，提高腹压，减轻腰部负担。

参考文献

序言

1. 戸田佳孝 :9 割の膝胃の痛みは自分で治せる . 中経出版（現 KADOKAWA）. 第一版 ,2012.

2. 戸田佳孝 : ひざ痛の 97% は手術なしで治せる . 牧野出版 . 第一版 ,2014.

3. 戸田佳孝 : 腰痛は「ヤンキー座り」で治る . 牧野出版 . 第一版 ,2015.

4. 戸田佳孝 : タジオ体操は 65 歳以上には向かない . 太田出版 . 第一版 ,2016.

PART1　为什么会产生疼痛

1. 吉村典子ほか : 日整会誌 81:17−21,2007.

2. 腰野富久 : 日整会誌 45:1121−1133,1971.

3. Gallagher D,et al:J Appl Physiol 83:229−239,1997.

4. 中尾浩之 : 図解入門 よくわかる腰痛症の原因と治し方 . 秀和体系 ,2016.

5. 松平浩ほか：Locomotive Pain Frontier 4:76–83,2015.

6. 半場道子：医学のあゆみ 260:135–140,2017.

PART2　实践！驱痛姿势

1. 高松敬三：久留美医会誌 74:23–32,2011.

2. 日野原重明ほか：日本老年医学会雑誌 3:289–294,1966.

3. 川井謙太郎ほか：理学療法科学 30:783–786,2015.

4. 宗田大：膝痛 知る 診る 治す . 医学观社 ,2007.

5. 戸田佳孝：整・災外 58:579–584,2015.

6. 木村みさか：加齢とトレーニング . 第三章 . 朝仓书店 ,1999.

7. 福永哲夫：加齢とトレーニング . 第〇章 . 朝仓书店 ,1999.

8. 中谷敏昭ほか：臨床スポーツ医学 20:349–355,2003.

9. 銅冶英雄：自分で治す！ 坐骨神経痛 . 洋泉社 ,2017.

10. 戸田佳孝：臨整外 52:775–779,2017.

PART3　日常生活中可行的自我保健与预防

1. Kerrigan DC,et al:Arch Phys Med Rehabil.86:871–875,2005.

2. 櫻井佳宏ほか：理学療法学 39:Suppl.2 697,2012.

3. Cailliet R（荻野秀男訳）：腰痛症. 第 3 版. 医齿药出版,1988.

4. Toda Y,et al:J Rheumatol 28:2705–2710,2001.

5. Toda Y,et al:Osteoarthritis Cartilage 13:353–360,2005.

6. 戸田佳孝：整形外科 2017 年 4 月定稿 书页未定

7. 戸田佳孝：整形外科 63:2017–1031,2012.

8. 清水新悟：靴の医学 24:90–93,2010.

9. 戸田佳孝：日本医事新報 4861:42–45,2017.

10. 戸田佳孝ほか：日本義肢装具学会誌 20:90–94,2004.

11. Toda Y：J Orthop Sci 7:664–649,2002.

插图作者　Motoko Yoshinobu
编辑协助　森末企划